痔 理 旻 言

俞旻皓　著

上海敏飞文化传播有限公司　组编

上海科学普及出版社

图书在版编目（CIP）数据

痔理旻言 / 俞旻皓著 . -- 上海：上海科学普及出版社，
2022.8

ISBN 978-7-5427-8247-2

I. ① 痔… Ⅱ. ① 俞… Ⅲ. ① 痔－防治 Ⅳ. ① R657.1

中国版本图书馆 CIP 数据核字（2022）第 129876 号

责任编辑　林晓峰
特约编辑　李　洁

痔理旻言

俞旻皓　**著**

上海敏飞文化传播有限公司　**组编**

上海科学普及出版社出版发行

（上海中山北路 832 号　邮政编码 200070）

http://www.pspsh.com

各地新华书店经销　江苏凤凰数码印务有限公司印刷

开本 850×1168　1/32　印张 2　字数 40 千字

2022 年 8 月第 1 版　2022 年 8 月第 1 次印刷

ISBN 978-7-5427-8247-2　定价：27.00 元

内 容 提 要

　　随着人们总体生活水平的提升，精米白面、大
鱼大肉成为餐桌的主角，不健康的饮食、作息、排
便习惯等导致了各种疾病接踵而来，痔疮就是其中
之一。

　　痔疮是最常见的肛肠疾病，俗话说"十人九痔"
足以见得痔疮发病率之高。然而，有人把痔疮看作无
关紧要的小毛病，有人因为羞于启齿而迟迟拖延就诊，
有人因为工作繁忙而忽视治疗。就在高强度的生活节
奏与不规律的饮食作息等共同作用下，痔疮病情日益
加重，如同一颗定时炸弹，一旦出现严重并发症，将
令人痛苦不堪。

　　痔疮是什么？什么样的人容易长痔疮？痔疮能不
能预防？痔疮的治疗方法有哪些？本书将针对上述问
题进行科普，以漫画的形式深入浅出地介绍痔疮医
学小知识。本书以多个章节划分，通过一则则妙趣横
生的小故事，对痔疮的形成、症状、用药、治疗

I

行全方面阐述。本书通俗易懂，适用于普通百姓的自我预防与保健，也可供基层医务人员和医学专业学生阅读参考。

序 一

收到俞旻晧医生《痔理旻言》的书稿，我看到了一名年轻医生对医学科普的热情和专注。近年来，在《"健康中国 2030"规划纲要》的引领下，医学科普层出不穷。在本书中，我看到了一幅幅生动的画面，透露出俞医生的专业和乐观。漫画主人公的故事就是我们日常遇到的病例，俞医生基于多年的临床经验，再次为我们描绘了临床工作中的点点滴滴。

百年仁济深厚的历史底蕴和文化财富，激励着当代仁济人的成长，很高兴在俞医生这样的年轻人的身上，我看到了"仁术济世"精神的传承和发扬。推进健康中国建设，提高人民健康水平，医学知识的普及是为了让老百姓不得病、少得病。众所周知，痔疮是一种最常见的肛周疾病，特别是随着生活节奏的加快，工作压力的增加，年轻人的发病率逐渐上升，长期忽视、延误治疗也有可能严重影响生活质量。但庆幸的是，痔疮是可以预防的，最有效的方法就是改变不良的饮食、排便等生活习惯。因此，痔疮科普尤为重要，《痔理旻言》也值得每个人去细细品读。

俞旻皓医生是我们科室的"网红医生"，是不少人羡慕的"科普达人"。希望俞医生未来能持之以恒，演绎更多与时俱进、寓教于乐的科普作品，让晦涩难懂的医学知识更接地气、更有意思、更能被接受，帮助广大百姓树立正确的健康观。医生做了科普，才知道患者需要什么；医生做了科普，也才能让患者更懂你。接下来，就让我们一起来听听俞旻皓医生说的防治痔疮的道理。

序 二

俞旻皓医生是我的同事，也是在结直肠外科领域多年并肩作战的老友，为他作序真是荣幸之至。在微信、抖音等自媒体上，俞医生是个妙语连珠的科普喜剧人，让老百姓在刷段子、哈哈笑的同时，了解肛肠疾病的小知识。在患者眼中，俞医生是一位和蔼可亲的白衣天使，以周到细心的态度打消了患者对疾病的恐惧，又以精湛的手术帮助患者战胜病魔。在同事眼中，俞医生努力工作，以精益求精的钻研态度在临床、科研、教学等方面均取得了不俗的成绩。

身体不舒服了，先网上搜索一番，这几乎已经是每个人的习惯。且不说搜索结果良莠不齐，一旦听了相反的建议，反而南辕北辙，甚至造成不良后果。作为医院精神文明办的负责人员，我也在医院领导的支持下，在医院层面开展科普宣传工作。俞医生的《痔理旻言》给了我启发，我们医院也将发动更多的医生围绕本专业内容，编写系统性的科普作品，出品系列读物，一站式解决百姓的需求。希望越来越多的医生，能在俞医生的引领下，做真正的科普。

作 者 的 话

每周都会有上百名痔疮患者来向我咨询，我是不是有痔疮？为什么会得痔疮？会癌变吗？要不要开刀？手术怎么做？手术后会不会复发？

的确，我们身边有着千千万万个"小刚"，不良的饮食、排便和生活习惯……最终造成"菊部"困难。于是，他们也有了共同的疑惑。记得几年前，钟鸣老师就时常提醒我，作为一名结直肠肛门外科的年轻医生，不单要学好业务本领，还要做科普，让患者更懂你。因此，我必须想办法，通过最简单、最有效的方式为他们答疑解惑。微信朋友圈、微博、抖音、小红书……碎片化的科普始终无法令我满意。终于，在晓瑜的帮助下，有了这本书，还特别创新地用漫画的形式给大家讲述医学科普知识，以期增加可读性。

了解越多，害怕越少。希望大家从这本书中不但获取到专业知识，更能打消讳疾忌医的恐惧心理，从而更好地配合医生。

套用《十六岁的花季》开头的旁白：

你以为这是故事，

那么你错了，

你以为这是生活，

那么我错了。

这是综合成百上千位痔病患者的经历，编织的一幅画。

2022 年 3 月 26 日

于上海仁济医院

目　录

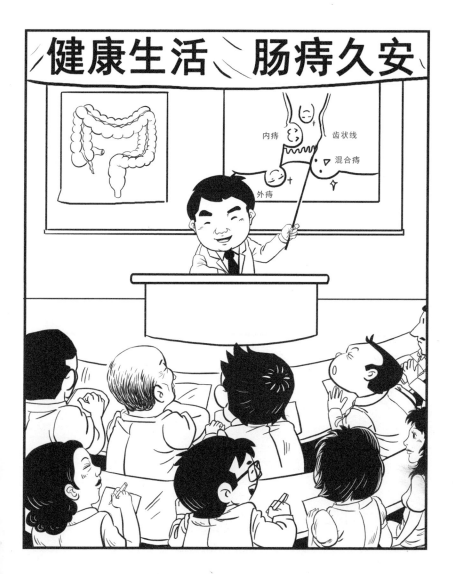

痔理叟言

常见的不良习惯与误区

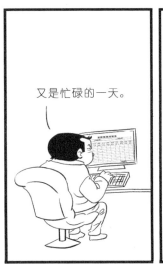
又是忙碌的一天。

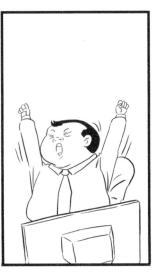

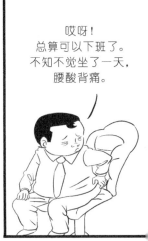
哎呀！
总算可以下班了。
不知不觉坐了一天，
腰酸背痛。

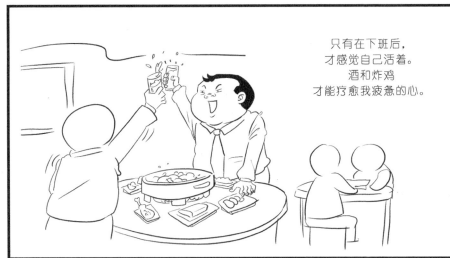
只有在下班后，
才感觉自己活着。
酒和炸鸡
才能疗愈我疲惫的心。

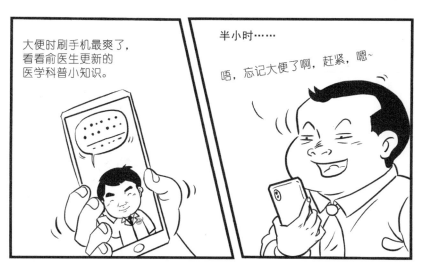

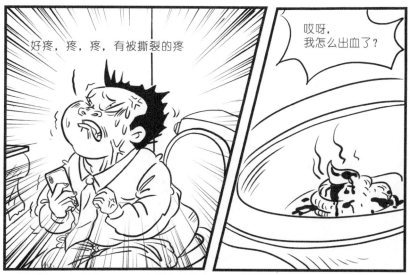

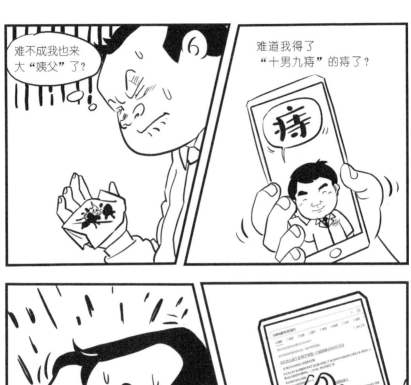

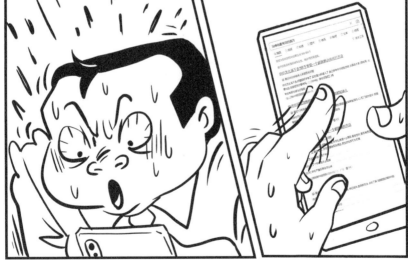

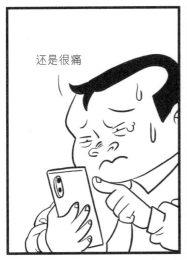

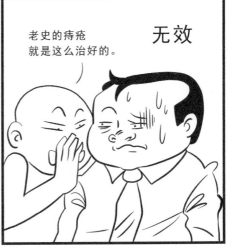

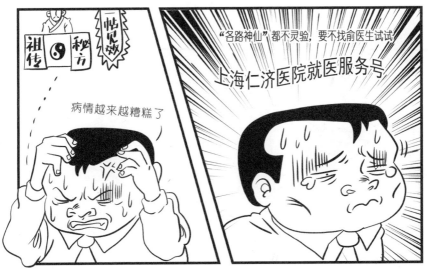

什么是痔疮

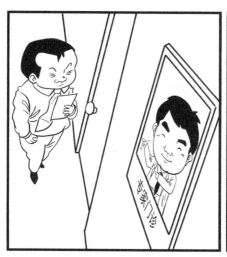

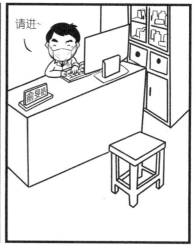

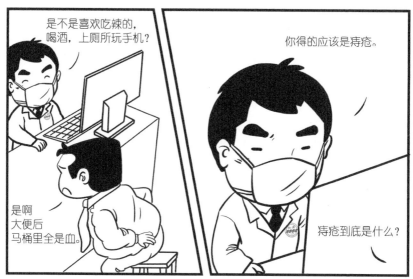

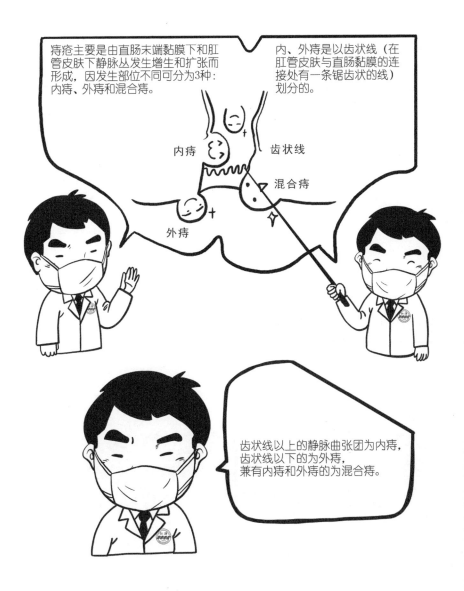

痔疮主要是由直肠末端黏膜下和肛管皮肤下静脉丛发生增生和扩张而形成，因发生部位不同可分为3种：内痔、外痔和混合痔。

内、外痔是以齿状线（在肛管皮肤与直肠黏膜的连接处有一条锯齿状的线）划分的。

内痔

齿状线

混合痔

外痔

齿状线以上的静脉曲张团为内痔，齿状线以下的为外痔，兼有内痔和外痔的为混合痔。

痔疮的分类

根据病情进展程度的不同，俞医生将痔疮分为四类。

1. 出鲜血为主，不脱出，轻微隆起。

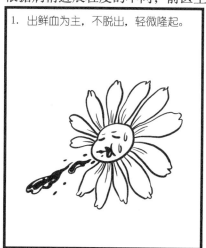

2. 痔核脱出，能自行还纳，大小像花生或核桃。

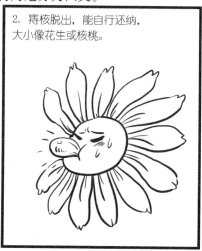

3. 脱出不能还纳，需用手送回。痔疮有单核脱出。

也有环状脱出。

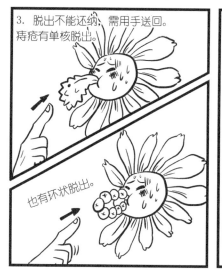

4. 混合痔嵌顿，痔疮脱出不能还纳，出现血栓和炎性水肿，会造成剧烈疼痛，严重影响生活。

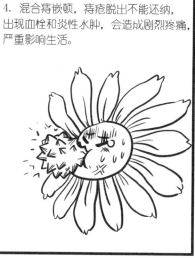

痔疮的治疗

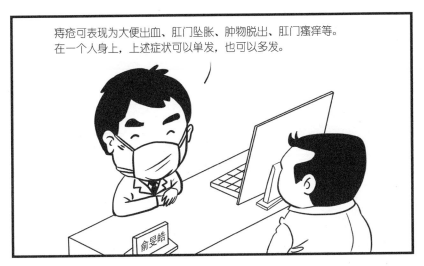

痔疮可表现为大便出血、肛门坠胀、肿物脱出、肛门瘙痒等。在一个人身上，上述症状可以单发，也可以多发。

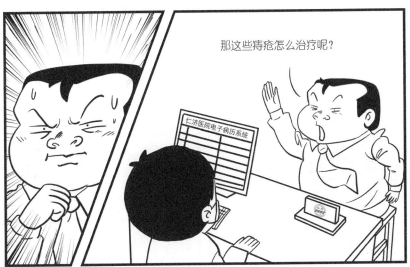

那这些痔疮怎么治疗呢?

9

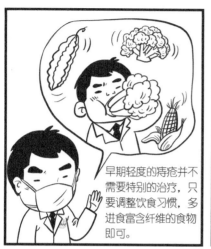

早期轻度的痔疮并不需要特别的治疗，只要调整饮食习惯，多进食富含纤维的食物即可。

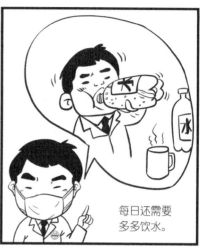

每日还需要多多饮水。

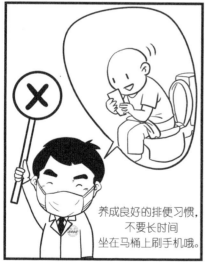

养成良好的排便习惯，不要长时间坐在马桶上刷手机哦。

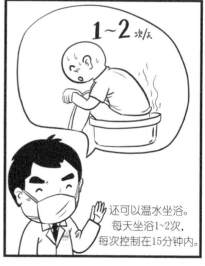

还可以温水坐浴。每天坐浴1~2次，每次控制在15分钟内。

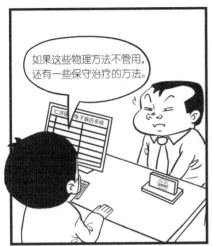

如果这些物理方法不管用，还有一些保守治疗的方法。

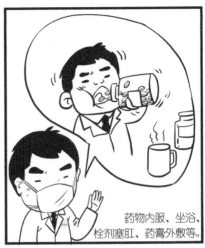

药物内服、坐浴、栓剂塞肛、药膏外敷等。

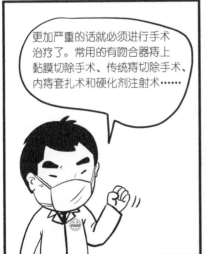

更加严重的话就必须进行手术治疗了。常用的有吻合器痔上黏膜切除手术、传统痔切除手术、内痔套扎术和硬化剂注射术……

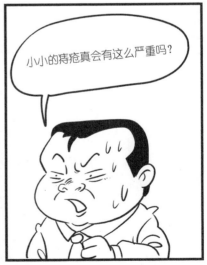

小小的痔疮真会有这么严重吗？

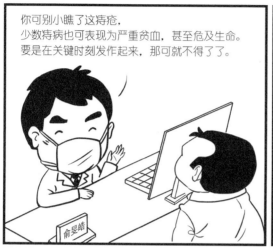

你可别小瞧了这痔疮，少数痔病也可表现为严重贫血，甚至危及生命。要是在关键时刻发作起来，那可就不得了了。

俞昱皓

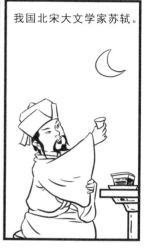

我国北宋大文学家苏轼。

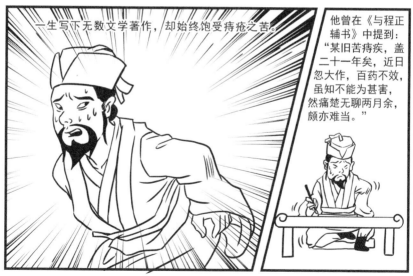

一生写下无数文学著作，却始终饱受痔疮之苦。

他曾在《与程正辅书》中提到：
"某旧苦痔疾，盖二十一年矣，近日忽大作，百药不效，虽知不能为甚害，然痛楚无聊两月余，颇亦难当。"

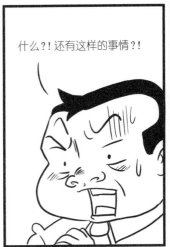

什么?!还有这样的事情?!

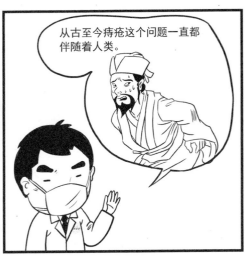

从古至今痔疮这个问题一直都伴随着人类。

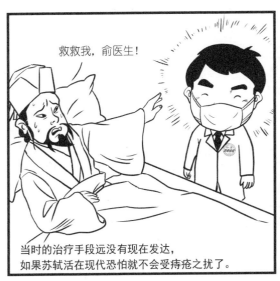

救救我,俞医生!

当时的治疗手段远没有现在发达,如果苏轼活在现代恐怕就不会受痔疮之扰了。

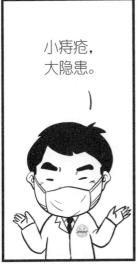

小痔疮,大隐患。

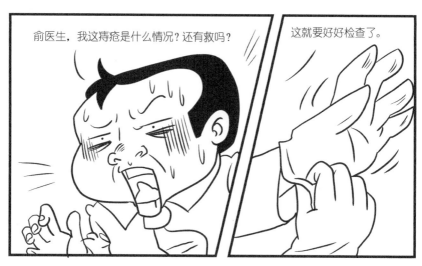

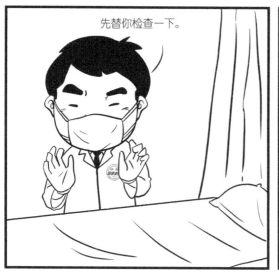

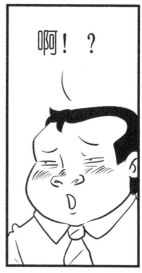

第二章

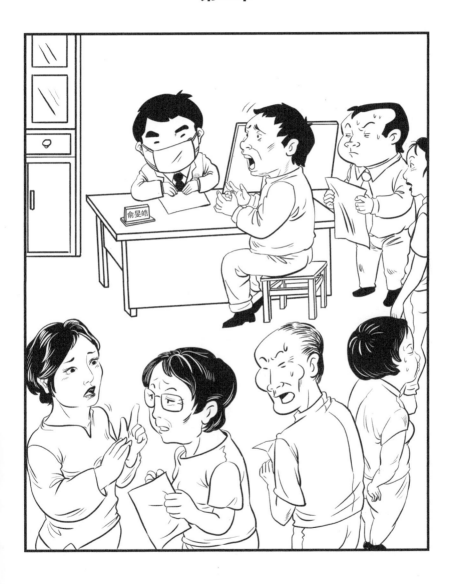

痔疮患者就诊

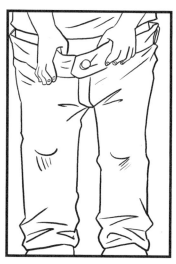

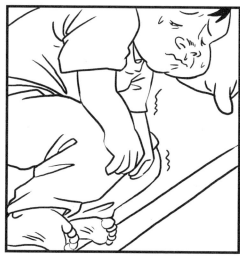

肛门指检是最高效的检查方式了。

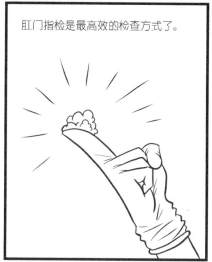

来，放轻松，做深呼吸。这样可以减轻腹压，使括约肌松弛。

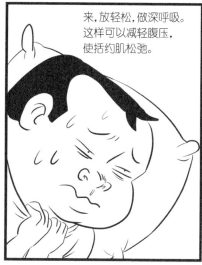

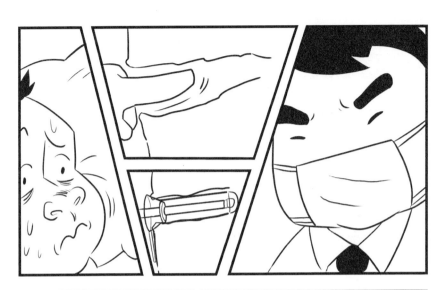

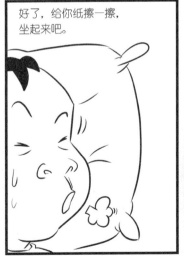

好了，给你纸擦一擦，坐起来吧。

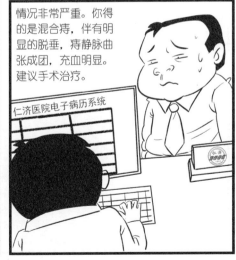

情况非常严重。你得的是混合痔，伴有明显的脱垂，痔静脉曲张成团，充血明显。建议手术治疗。

仁济医院电子病历系统

痔疮的治疗方法

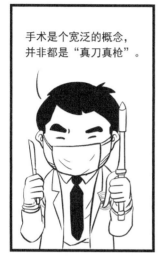

手术是个宽泛的概念，并非都是"真刀真枪"。

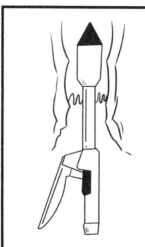

吻合器痔上黏膜环形或选择性切除手术（PPH/TST），利用吻合器将痔疮上方的直肠黏膜环形或选择性切除并自动钉合牢固，从而向上提拉其下方脱垂的痔枪。这种手术方式效果最明显，但费用也最贵，适用于较严重的内痔脱垂或出血患者。

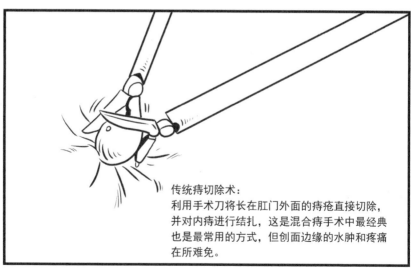

传统痔切除术：
利用手术刀将长在肛门外面的痔疮直接切除，并对内痔进行结扎，这是混合痔手术中最经典也是最常用的方式，但创面边缘的水肿和疼痛在所难免。

内痔套扎术

利用套扎器将内痔的"脖子"扎起来，使之缺血、萎缩，随后自行脱落。此法快速、简单，适用于内痔或混合痔的内痔部分，也可作为其他治疗方式的补充手段。

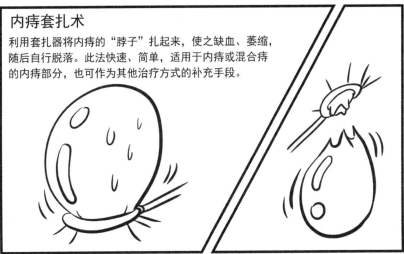

数天后

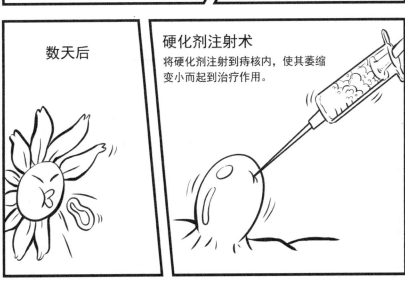

硬化剂注射术

将硬化剂注射到痔核内，使其萎缩变小而起到治疗作用。

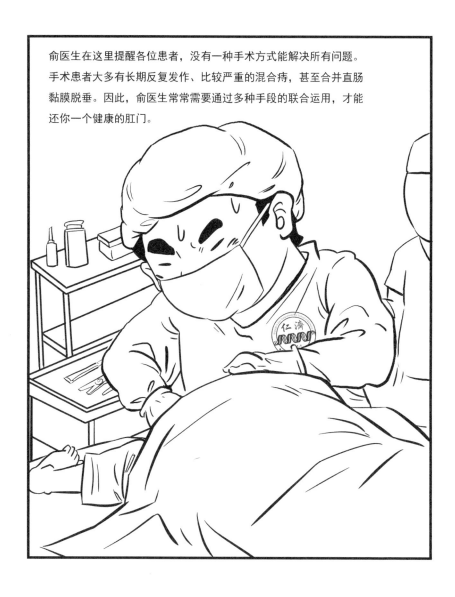

俞医生在这里提醒各位患者，没有一种手术方式能解决所有问题。手术患者大多有长期反复发作、比较严重的混合痔，甚至合并直肠黏膜脱垂。因此，俞医生常常需要通过多种手段的联合运用，才能还你一个健康的肛门。

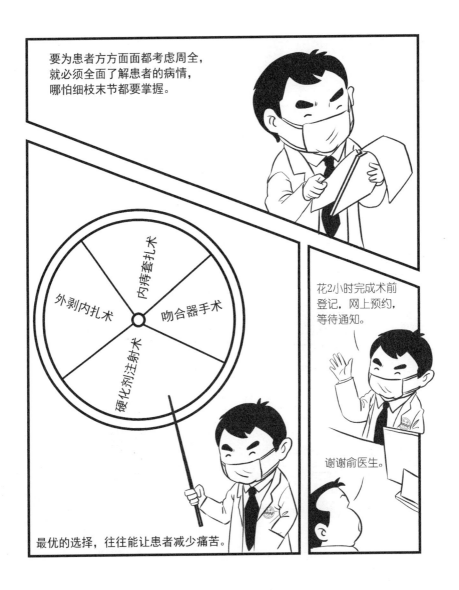

21

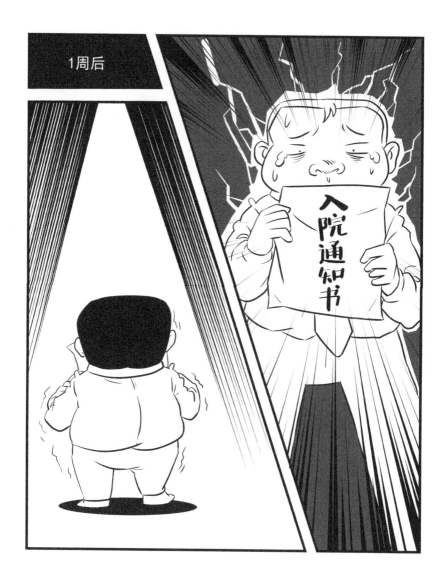

1周后

入院通知书

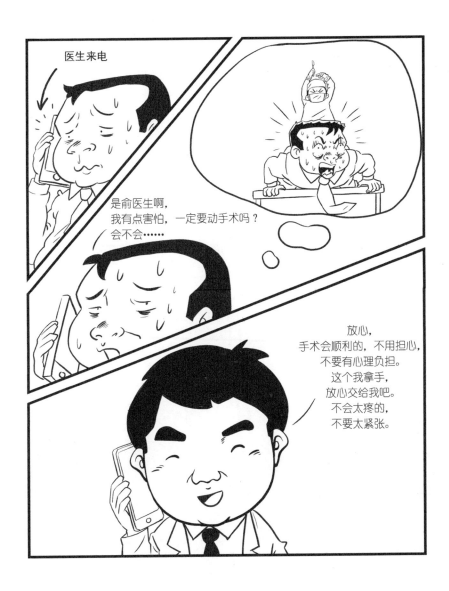

患者入院准备

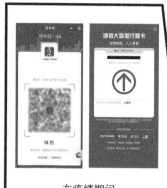

在疫情期间，
我们入院前需要准备好
健康码、行程码（两码）。

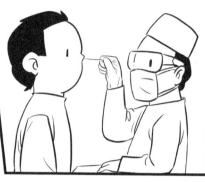

入院前还需要做好核酸检测方可住院，如有陪护家属，也必须持有核酸检测证明和"两码"。

俞医生嘱咐，提前2天开始要多喝水，清淡饮食，保持大便通畅，做好个人卫生，注意保暖。

保持良好的心态，有利于术后恢复。

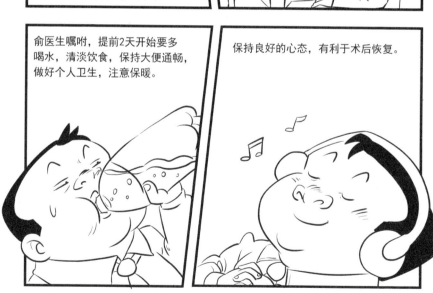

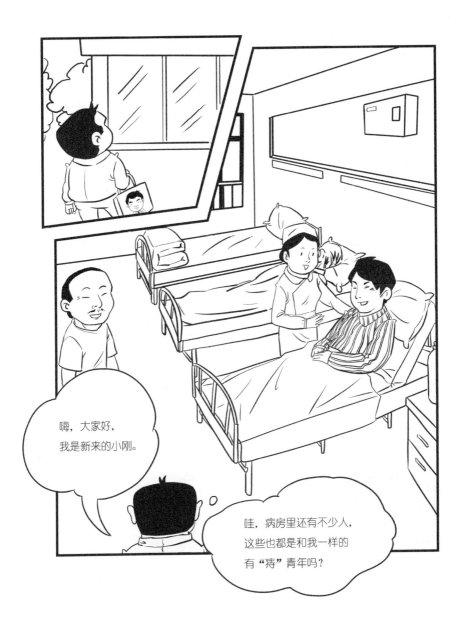

嗨，大家好，我是新来的小刚。

哇，病房里还有不少人，这些也都是和我一样的有"痔"青年吗？

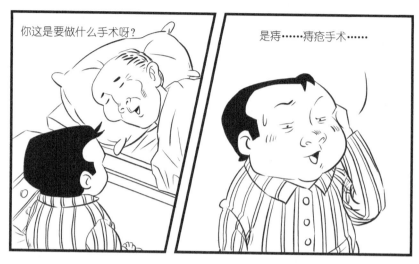

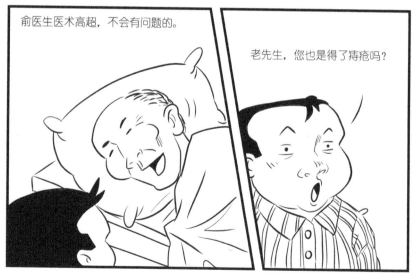

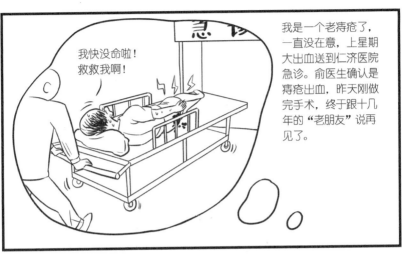

我是一个老痔疮了，一直没在意，上星期大出血送到仁济医院急诊。俞医生确认是痔疮出血，昨天刚做完手术，终于跟十几年的"老朋友"说再见了。

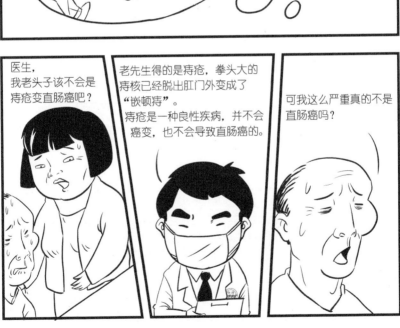

医生，我老头子该不会是痔疮变直肠癌吧？

老先生得的是痔疮，拳头大的痔核已经脱出肛门外变成了"嵌顿痔"。痔疮是一种良性疾病，并不会癌变，也不会导致直肠癌的。

可我这么严重真的不是直肠癌吗？

27

直肠癌与痔疮

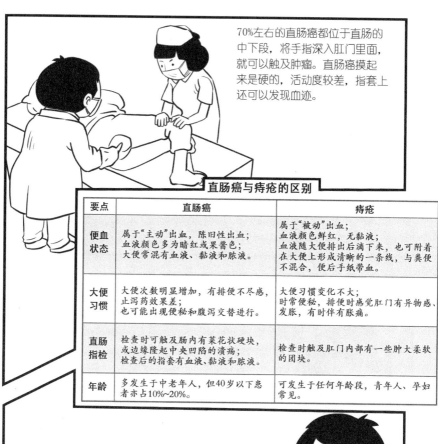

70%左右的直肠癌都位于直肠的中下段，将手指深入肛门里面，就可以触及肿瘤。直肠癌摸起来是硬的，活动度较差，指套上还可以发现血迹。

直肠癌与痔疮的区别

要点	直肠癌	痔疮
便血状态	属于"主动"出血，陈旧性出血； 血液颜色多为暗红或果酱色； 大便常混有血液、黏液和脓液。	属于"被动"出血，血液颜色鲜红，无黏液； 血液随大便排出后滴下来，也可附着在大便上形成清晰的一条线，与粪便不混合，便后手纸带血。
大便习惯	大便次数明显增加，有排便不尽感，止泻药效果差； 也可能出现便秘和腹泻交替进行。	大便习惯变化不大； 时常便秘，排便时感觉肛门有异物感、发胀，有时伴有胀痛。
直肠指检	检查时可触及肠内有菜花状硬块，或边缘隆起中央凹陷的溃疡； 检查后的指套有血液、黏液和脓液。	检查时触及肛门内部有一些肿大柔软的团块。
年龄	多发生于中老年人，但40岁以下患者亦占10%~20%。	可发生于任何年龄段，青年人、孕妇常见。

若"痔疮"患者经保守治疗2周，症状仍无法缓解或时有发作，一定要尽快联系俞医生，调整治疗方案或做进一步检查。

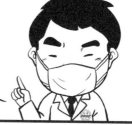

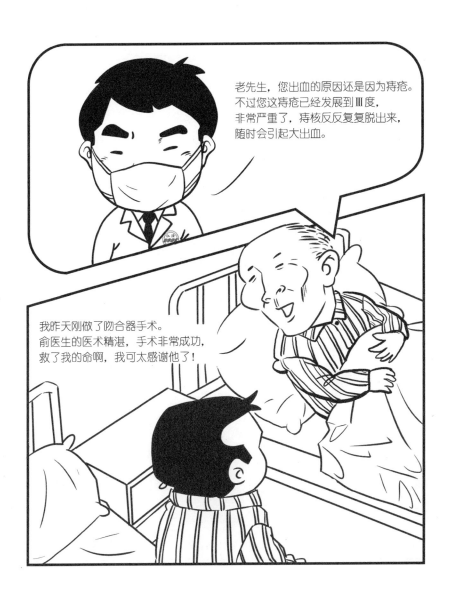

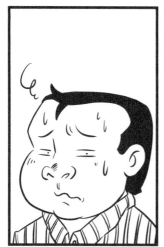

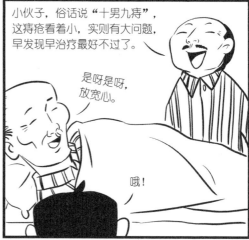

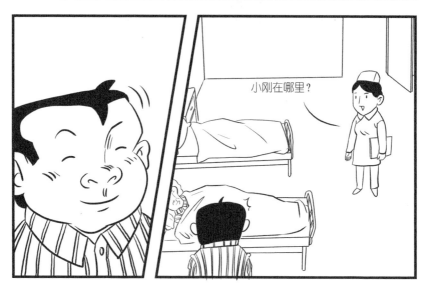

第三章

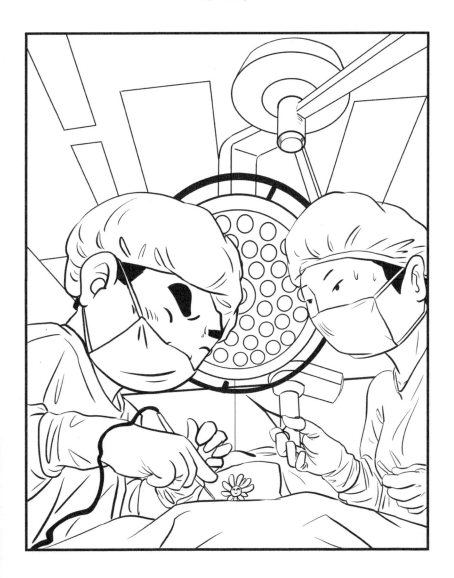

术前准备

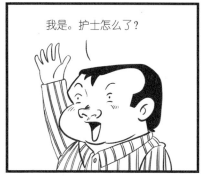

我是。护士怎么了？

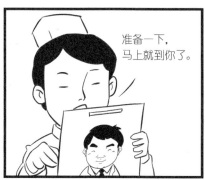

准备一下，
马上就到你了。

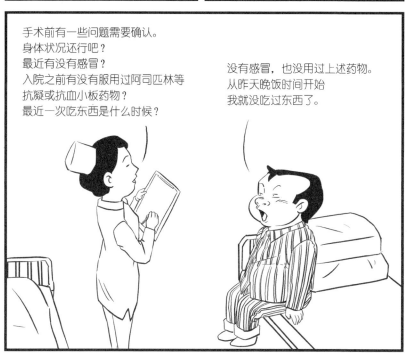

手术前有一些问题需要确认。
身体状况还行吧？
最近有没有感冒？
入院之前有没有服用过阿司匹林等
抗凝或抗血小板药物？
最近一次吃东西是什么时候？

没有感冒，也没用过上述药物。
从昨天晚饭时间开始
我就没吃过东西了。

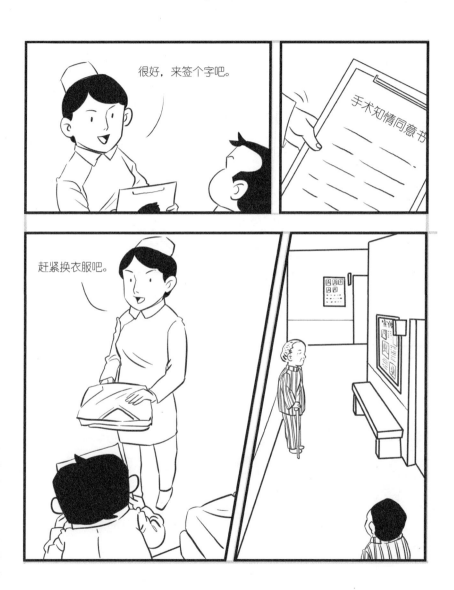

手术过程

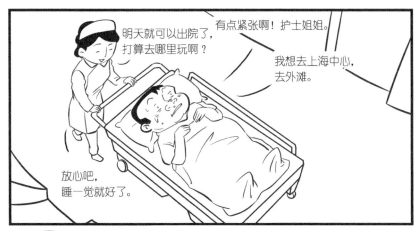

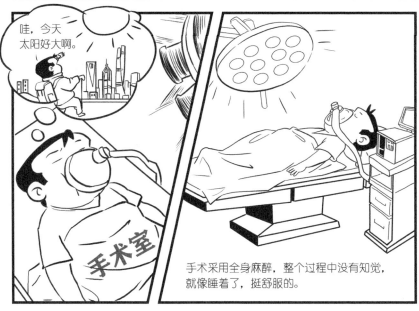

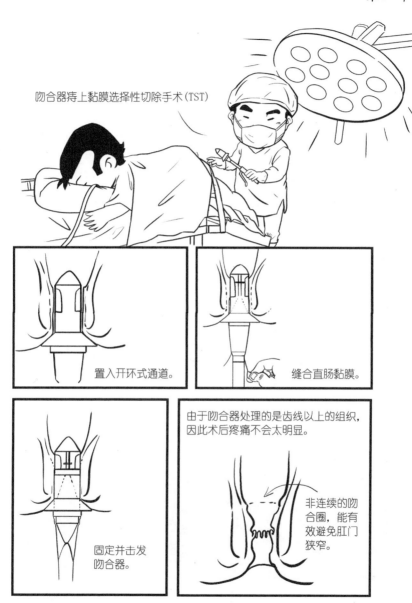

吻合器痔上黏膜选择性切除手术(TST)

置入开环式通道。

缝合直肠黏膜。

固定并击发吻合器。

由于吻合器处理的是齿线以上的组织，因此术后疼痛不会太明显。

非连续的吻合圈，能有效避免肛门狭窄。

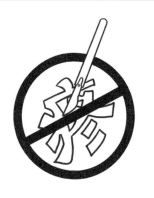

无痛：将脱出肛门的痔疮拉回原位，同时截断向痔疮提供血液的血管，不损伤肛周皮肤，故术后几乎无疼痛。

创伤小、恢复快：吻合器手术为非开放性伤口，出血少，免除术后换药烦恼，可较快恢复正常生活。

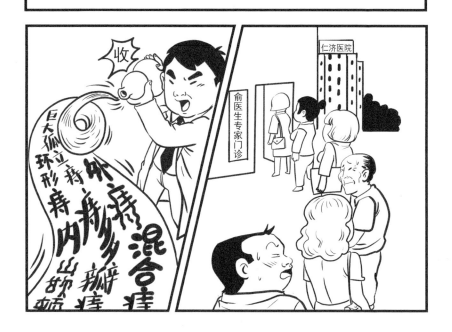

术后注意事项

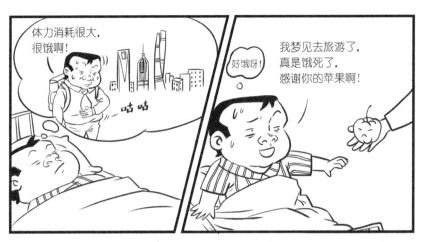

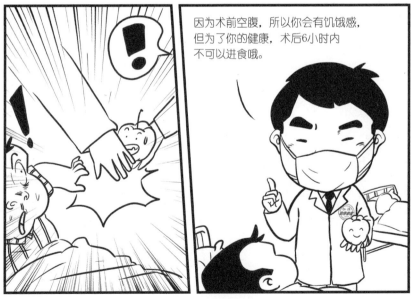

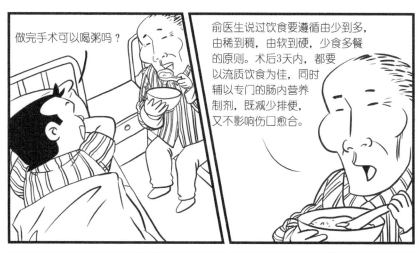

做完手术可以喝粥吗？

俞医生说过饮食要遵循由少到多，由稀到稠，由软到硬，少食多餐的原则。术后3天内，都要以流质饮食为佳，同时辅以专门的肠内营养制剂，既减少排便，又不影响伤口愈合。

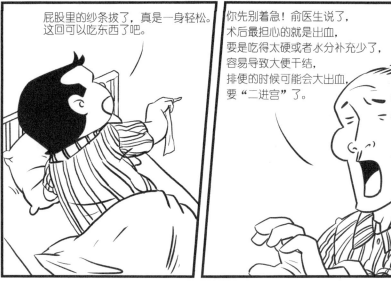

屁股里的纱条拔了，真是一身轻松。这回可以吃东西了吧。

你先别着急！俞医生说了，术后最担心的就是出血，要是吃得太硬或者水分补充少了，容易导致大便干结，排便的时候可能会大出血，要"二进宫"了。

我做手术前两天就开始喝流质了，所以手术后48小时才有大便，薄薄的就跟那什么，刀削面你知道吧？

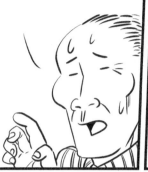

我这辈子不吃刀削面了。

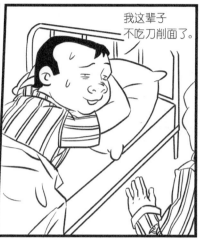

开头真有点不适应，还挺疼的，要扶一下。

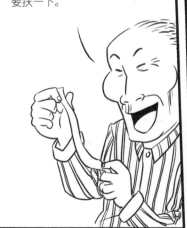

拉便便的时候，感觉和拉玻璃碴一样的感觉。

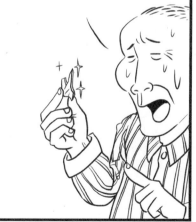

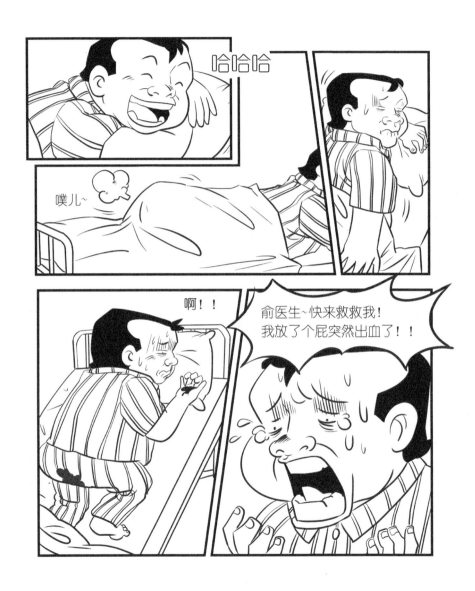

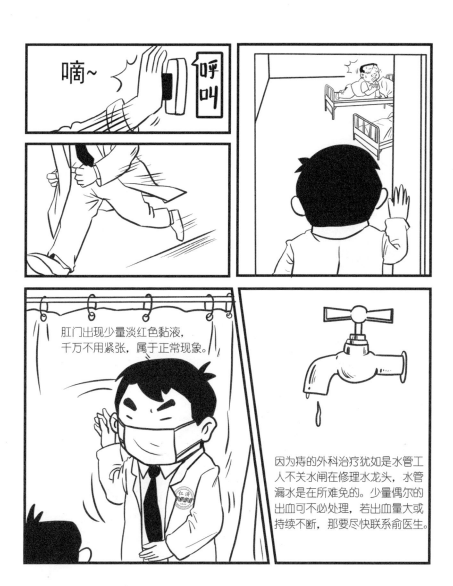

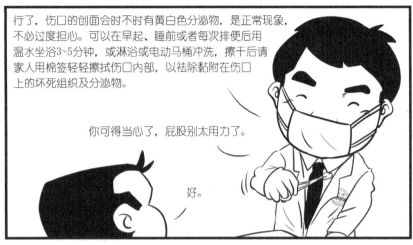

行了，伤口的创面会时不时有黄白色分泌物，是正常现象，不必过度担心。可以在早起、睡前或者每次排便后用温水坐浴3~5分钟，或淋浴或电动马桶冲洗，擦干后请家人用棉签轻轻擦拭伤口内部，以祛除黏附在伤口上的坏死组织及分泌物。

你可得当心了，屁股别太用力了。

好。

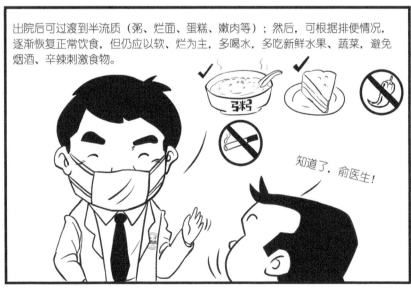

出院后可过渡到半流质（粥、烂面、蛋糕、嫩肉等）；然后，可根据排便情况，逐渐恢复正常饮食，但仍应以软、烂为主，多喝水，多吃新鲜水果、蔬菜，避免烟酒、辛辣刺激食物。

知道了，俞医生！

第四章

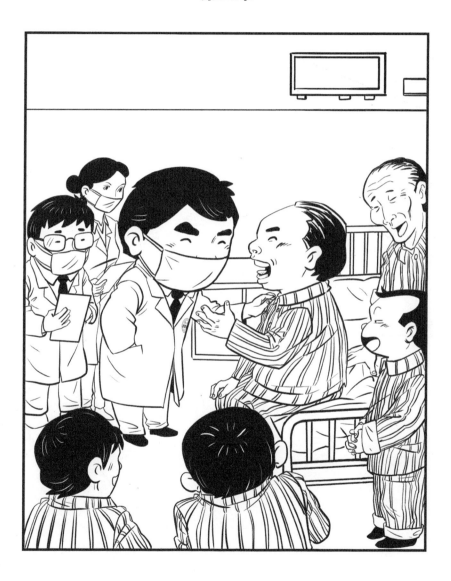

防治痔疮的妙招

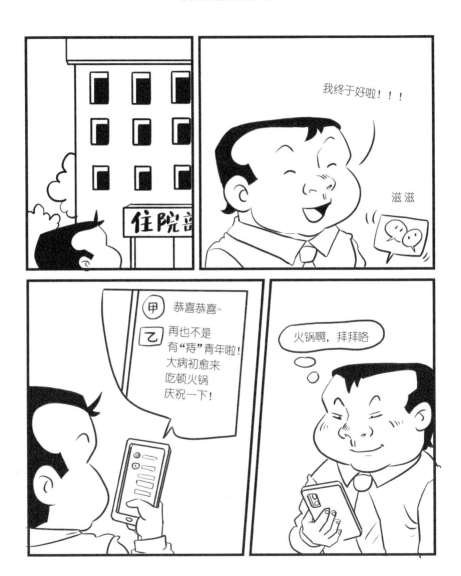

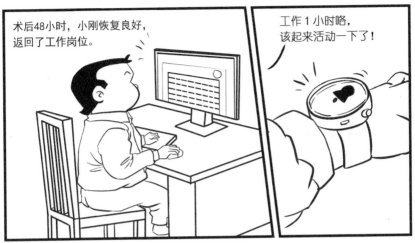

术后48小时，小刚恢复良好，返回了工作岗位。

工作1小时咯，该起来活动一下了！

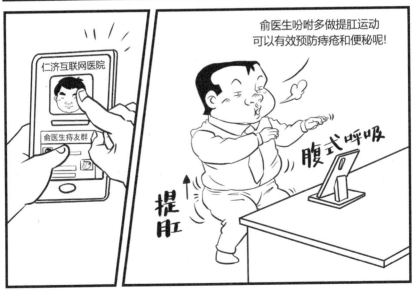

仁济互联网医院

俞医生痔友群

俞医生吩咐多做提肛运动可以有效预防痔疮和便秘呢！

提肛

腹式呼吸

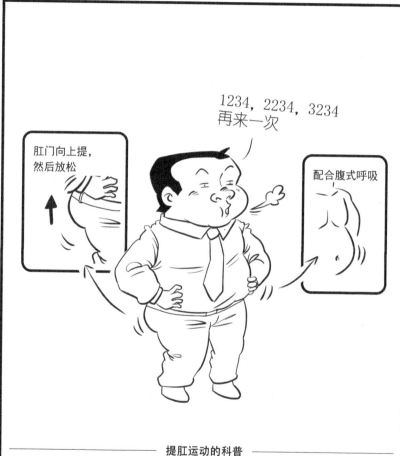

提肛运动的科普

将肛门向上提，然后放松，反复进行。

做的时候可以配合腹式呼吸。吸气时，肛门用力内吸上提紧缩和放松各20～30次。

随着运动的进行，可逐渐增加紧缩或放松的时长，一般在3～10秒比较合适。

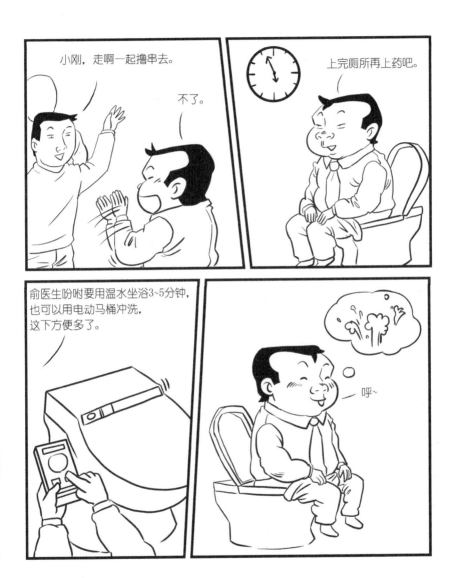

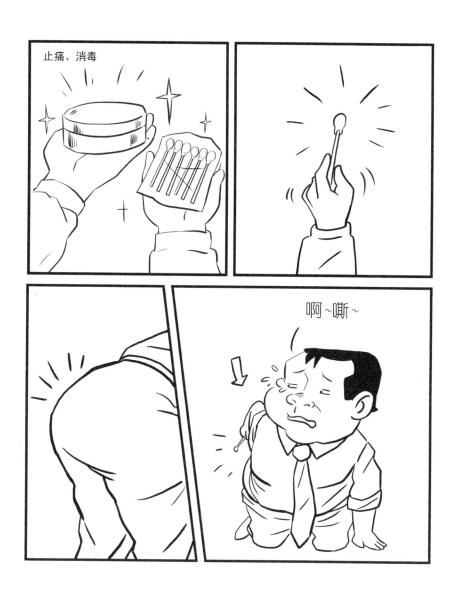

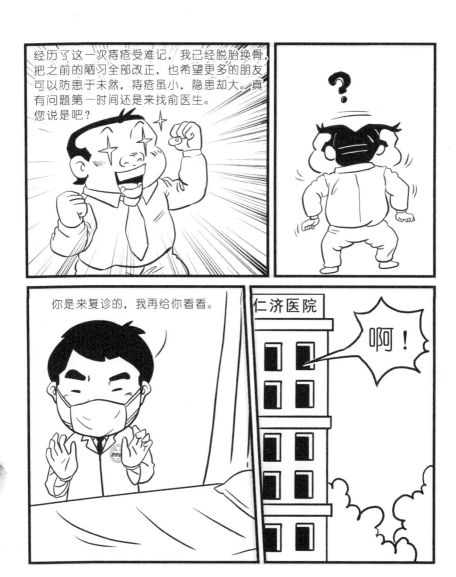

痔疮患者饮食推荐表

非手术治疗及术前

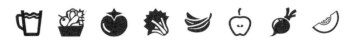

多饮水，多吃新鲜水果、蔬菜及粗粮，以保证肠道内有足够水分和粗纤维对肠壁刺激而引起排便反射，规律排便，预防便秘。

术后

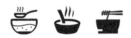

术后1周内应以无渣及少渣流质、半流质饮食为主。

饮食禁忌

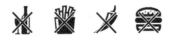

少饮酒；少吃辛辣刺激食物，如辣椒等；减少高脂肪食物摄入。